John Henry Clarke

Gunpowder als Kriegsmedizin

Gunpowder

Gunpowder als Kriegsmedizin

von John Henry Clarke

Anhang: Eine kurze klinische Arzneimittelübersicht

Übersetzung von Kerstin Kronenberger

und Katharina Peiter

Arzneimittelübersicht von Katharina Peiter

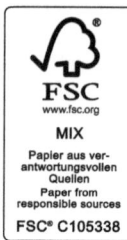

Impressum
Übersetzung von Kerstin Kronenberger und Katharina Peiter

Verlag:
Katharina Peiter
Schußleitenweg 163
90451 Nürnberg
Deutschland

Kerstin Kronenberger
Im Erlet 26
90518 Altdorf bei Nürnberg
Deutschland

Titelbild:
Evelyn Mulzer
www.kunstlabor-mulzer.de

Bibliografische Information der Deutschen Nationalbibliothek:
Die Deutsche Nationalbibliothek verzeichnet diese Publikation in der Deutschen
Nationalbibliografie; detaillierte bibliografische Daten sind im Internet über
http://dnb.dnb.de abrufbar.

© 2022 Kerstin Kronenberger, Katharina Peiter
Lektorat:
Kerstin Kronenberger
www.lektorat-altdorf.de

Herstellung und Verlag: BoD – Books on Demand, Norderstedt
ISBN: 978-3-7557-6857-9

VORWORT DER ÜBERSETZERINNEN

Das alte medizinisch-pharmazeutische Wissen, das in vielen Bereichen bis heute Gültigkeit besitzt, gerät leider zunehmend in Vergessenheit.

Mit unseren Neuübersetzungen der Werke ‚alter Meister‘ möchten wir diesem drohenden Verlust entgegenwirken. In dem vorliegenden Band ‚Gunpowder als Kriegsmedizin‘ stellt John Henry Clarke *Gunpowder* als Arzneimittel mit zahlreichen Fallbeispielen vor.

Der herausragende Homöopath Clarke (1853 – 1931) liefert damit eine lehrreiche Beschreibung einer Arznei, die auch heutigen Homöopathen für eine erfolgreiche Verschreibung hilfreich sein dürfte.

Wir möchten an dieser Stelle insbesondere unserem Lehrer Yves Laborde herzlich danken, der uns in seinen Seminaren sowohl auf den Homöopathen J. H. Clarke wie auch auf das vorliegende Werk aufmerksam machte.

Evelyn Mulzer danken wir für das Titelbild, das unter dem Einfluss der Arznei *Gunpowder* für dieses Buch entstanden ist und nach Aussage der Malerin durch die arzneibedingte Veränderung der Wahrnehmung beeinflusst wurde.

Kerstin Kronenberger, Katharina Peiter

1. Februar 2022

VORWORT

Ich denke, ich handle im öffentlichen Interesse, wenn ich die Fakten über das Heilmittel Gunpowder in einer separaten Veröffentlichung zusammenstelle, die der Allgemeinheit zur Verfügung steht. Für meine Empfehlung von Gunpowder als Universalmittel bei Blutvergiftung und speziell für septische Kriegswunden wurde ich im *Evening Standard, Daily Mirror* und in anderen Zeitungen zitiert.

In der folgenden Veröffentlichung finden sich die notwendigen Informationen für den praktischen Gebrauch und das Verständnis des Heilmittels, und ich denke, die Anweisungen sind so klar und einfach, dass jeder intelligente Mensch, ob Laie oder Mediziner, in der Lage sein wird, sie in die Praxis umzusetzen.

John H. Clarke

8, Bolton Street, W.

4. August 1915

INHALT

Kapitel 1

Wie Gunpowder eingenommen werden sollte

Kapitel 2

Zusammensetzung und therapeutische Eigenschaften von
Gunpowder

Kapitel 3

Beispiele für die heilende Wirkung von Gunpowder

Kapitel 4

Abschließende Bemerkungen

Anhang

Gunpowder – eine kurze klinische Arzneimittelübersicht von K. Peiter

1. WIE GUNPOWDER EINGENOMMEN WERDEN SOLLTE

Mein Artikel, der im Januar in *Homoeopathic World* unter dem Titel ‚Gunpowder for Gunners' [Anm.: ‚Schwarzpulver für Schützen'] erschienen war, erregte so viel Interesse, dass ich beschloss, eine vollständige Beschreibung von Gunpowder in einer Art Zusammenfassung zu erarbeiten. Hierbei sollen die neuen Aspekte seiner vielfältigen Anwendungsmöglichkeiten, von denen dessen mutmaßlicher Entdecker, der Alchemist und Mönch Rogar Bacon, nicht einmal träumen konnte, Berücksichtigung finden.

DIE DARREICHUNGSFORM

Zunächst scheint es ratsam, ein paar Worte darüber zu verlieren, in welcher *Form* das Arzneimittel eingenommen werden sollte. Zur Zeit des Schwarzpulvers galt Gunpowder unseren Soldaten als ein Heilmittel für bestimmte Arten von Eiterungen und wurde in Reinform und teelöffelweise mit heißem Wasser gemischt genommen. Wie uns der Pfarrer von Stradbroke erzählte, wurde es von Schäfern auf Brot und Käse gestreut, um Wunden und Wundinfektionen durch das Scheren und die Arbeit mit Schafen zu heilen und vorzubeugen.

Aber das reine Schwarzpulver (Gunpowder) ist weder ein praktisches noch zur Einnahme angenehmes Heilmittel, obgleich ich keinen Grund zur Annahme habe, dass es nicht wirksam wäre.

Die Aufbereitung, die ich am häufigsten verwendet habe, ist die dritte dezimale homöopathische Verreibung, entweder in Pulverform oder in Form von gepressten Tabletten. Für Kriegszwecke ist die letztere Darreichungsform am zweckmäßigsten. In dieser Form erachte ich Gunpowder als überaus kraftvolles und wirksames Heilmittel. Die dritte Verreibung ist gleichermaßen eine „niedrige Verdünnung", sie ist nicht zu niedrig, aber ausreichend, damit das Schwarzpulver seinen Geschmack und Geruch verliert und nicht mehr explosiv ist.

DOSIERUNG UND EINNAHME

Der wesentliche Anwendungsbereich von Gunpowder findet sich bei der septischen [Anm. d. Übers.: septisch = keimbesetzt] Eiterung, oder anders ausgedrückt, bei Wunden, die mit Fäulniserregern infiziert wurden. Meine Empfehlung in solchen Fällen lautet:

Eine Tablette alle zwei Stunden, falls Fieber besteht.

Zwei Tabletten drei- oder viermal täglich bei normaler Temperatur.

Gunpowder kann jedoch ebenfalls als Prophylaktikum eingenommen werden. Es wird mithin nicht nur eine vorhandene septische Eiterung heilen, sondern bietet dem Organismus auch einen Schutz gegen schädliche Keime, damit Wunden weniger wahrscheinlich unter deren Einfluss eitern. Für diesen Zweck empfehle ich:

Eine Tablette täglich als Prophylaktikum.

Analog hierzu würde ich erwarten, dass Gunpowder ebenso vor anderen Formen der Blutvergiftung schützt. Die Einnahme einer Gunpowder-Tablette pro Tag stellt für niemanden eine Schwierigkeit dar. Ich denke, es sollte sich auch gegen eine Fleckfieberinfektion oder eine Cerebrospinalmeningitis als wirksam erweisen. Falls diese Erkrankung tatsächlich irgendwo auftritt, empfehle ich allen, die dort untergebracht sind, folgende Dosis:

Eine Tablette dreimal täglich.

Bei Eiterbeulen, Karbunkeln und anderen Hauterkrankungen, einschließlich Ekzemen, Abszessen, eitrig oder nicht, Blutvergiftungen aufgrund von Insektenbissen oder Fleischvergiftung aufgrund von unsachgemäßer Lebensmittellagerung würde ich verschreiben:

Eine Tablette stündlich oder alle zwei Stunden entsprechend der Dringlichkeit der Symptome.

Die gleiche Dosierung gilt auch bei einer Erkrankung infolge einer Schutzinokulation [Anm. d. Übers.: das Einbringen von Krankheitserregern, Gewebe, Zellmaterial in einen Organismus] oder Schutzimpfung, die gerade in Mode sind.

Der einfache Transport des Medikaments in dieser Form ist ein weiterer Vorteil. Eine Flasche mit dem Gewicht einer Unze [Anm. d. Übers.: 1 Apothekerunze = etwa 31,1 gr.] beinhaltet 160 Tabletten. Somit kann jeder Soldat ohne merkliche Mehrbelastung von Gewicht oder Masse so viel davon mitnehmen, wie er vermutlich brauchen wird.

Jeder homöopathische Apotheker wird in der Lage sein, diese Tabletten zu liefern. Meine eigenen Apotheker, die Herren Epps, 60, Jermyn Street, S.W., haben bereits einen Vorrat zur Front geschickt.

2. ZUSAMMENSETZUNG UND THERAPEUTISCHE EIGENSCHAFTEN VON GUNPOWDER

Beim Schwarzpulver, das hier von Interesse ist, handelt es sich um das gewöhnliche Schwarzpulver, dessen drei Hauptbestandteile Schwefel, Kohlenstoff und Salpeter sind. Das moderne, rauchfreie Schießpulver ist von anderer Zusammensetzung. Wie man aus der Pharmazie weiß, sind Schwefel, Kohlenstoff und Salpeter starke Medikamente. Es ist deshalb nicht verwunderlich, dass eine Kombination aus den dreien ein Medikament mit großer Wirksamkeit darstellt. Die Tatsache, dass Schwarzpulver ein Heilmittel für Kriegsverletzungen ist, birgt eine gewisse Ironie, aber unsere Soldaten entdeckten vor langer Zeit instinktiv, dass Schwarzpulver sowohl heilen wie auch töten kann.

Indianer aus Nordamerika und Kanada haben herausgefunden, dass es nach Schlangenbissen eingesetzt werden kann.

Wie bereits erwähnt, gebrauchen es die Schäfer von East Anglia ausgiebig zur Behandlung von Wunden und Blutvergiftung verschiedenster Art an ihrer Herde und sich selbst, ebenso zur Verhütung einer Wundinfektion.

Im zweiten Band meines *Dictionary of Materia Medica*, das im Jahre 1902 veröffentlicht wurde, habe ich im Kapitel über Salpetersäure, *Kalium nitricum*, sowohl auf einige Anwendungen von *Gunpowder* verwiesen wie auch auf Aufzeichnungen zu Versuchen mit *Gunpowder*, die ich selbst unternommen habe. Mein Wissen über die Wirkung von Gunpowder bei der Blutvergiftung verdanke ich jedoch dem detaillierten Artikel ‚Bemerkungen zum Gebrauch von (schwarzem) Schießpulver' aus der *Homoeopathic World* von 1911, der vom Pfarrer von Stradbroke, Suffolk, dem Rev. Roland Upcher, verfasst worden war.

Mr. Upcher schrieb: „In den letzten 40 Jahren habe ich die Wirkung von Schwarzpulver als Heilmittel gegen verschiedene Arten der Blutvergiftung durch eigene Erfahrung kennengelernt. Die Vergiftungssymptome, die nach Schwarzpulver verlangen, sind fast immer Abszesse, Eiterbeulen oder Karbunkel, und häufig sind die betroffenen Körperteile hochgradig geschwollen, begleitet von einer Verfärbung der Haut, so dass der Arm von den Fingerspitzen zu den Achseldrüsen beinahe einen violetten oder schwarzen Farbton aufweist. Ich habe herausgefunden, dass in solchen Fällen das Schwarzpulver, in kleinen oder großen Gaben, Wunder bewirkt."

Mr. Upcher erzählt, wie es zu dieser Entdeckung kam. „Mein Vater, ein Pfarrer im ländlichen Norfolk, hat es sich in seiner kleinen Gemeinde zur Aufgabe gemacht, den Pfarracker wiederherzustellen, und da es dort viel Weideplatz gab, hielt er Schafe. Er bemerkte, dass die Schafe zur Zeit des Klauenschneidens unter Fußfäule litten, und so waren die Schäfer fortgesetzt Blutvergiftungen ausgesetzt, welche mehr oder weniger (ich fürchte, *weniger*) erfolgreich von unseren dortigen Ärzten behandelt wurden. Gewöhnlich endete es damit, dass der Schäfer seine Arbeit aufgeben und sich eine andere Aufgabe suchen musste. Schließlich kam jedoch ein Schäfer, der jahrein, jahraus nie eine Blutvergiftung bekam!" Der Pfarrer war überaus erstaunt und fragte den Schäfer, wie er sich das erklären könne. Dieser lud seinen Herren zum Nachmittagsmahl, auch ‚Fourses' von der Bevölkerung in Norfolk genannt, ein. Er kam pünktlich und fand ihn unter einem Baum sitzend, wo er Brot aß mit etwas, das wie schwarzer Käse aussah. „Harry", rief er, „was isst du da? Das sieht wie schwarzer Käse aus." Dieser antwortete: „Nein, mein Herr, das ist kein schwarzer Käse, sondern weißer Käse mit Schwarzpulver, und das ist es, was die Vergiftung fernhält. Das ist der Grund, weshalb ich nie eine Vergiftung bekomme."

Im Laufe der Zeit erhielt der Schäfer eine bessere Stelle und sein Nachfolger bekam bald Probleme, als die Klauenschneidesaison begann. Der Arm des Schäfers war geschwollen und beinahe schwarz von den Fingerspitzen bis zur Achsel. Diesmal bemühte der Pfarrer die Fachleute nicht, sondern übernahm den Fall selbst. Er mischte einen Teelöffel Schwarzpulver in ein halbes Glas Wasser, machte zuerst eine Paste, fügte anschließend nach und nach Wasser hinzu und verabreichte die Dosis auf einmal. Das Ergebnis war eine wunderbare und schnelle Heilung. Seitdem nahmen die Schäfer das *Schwarzpulvergemisch* des Pfarrers mit ihrem Käse ein, und die Blutvergiftungen blieben aus.

Aber das war noch nicht alles. Der Pfarrer konnte eine so vorzügliche Sache nicht für sich behalten und fühlte sich verpflichtet, seine Gemeinde an seiner Entdeckung teilhaben zu lassen. „Wie oft wurde mir", sagte sein Sohn, „in meiner Kindheit die Familienarznei bei Eiterbeulen, Karbunkeln, Exanthemen mit Verdacht auf Blutvergiftung verabreicht, und alles musste klein beigeben." Wie in der Familie, so wurden auch in der Gemeinde alle Männer, Frauen, Kinder und sogar Tiere von dem verdienstvollen Pfarrer mit der gleichen Arznei und mit dem gleichen Erfolg behandelt.

Der zweite Pfarrer, der gegenwärtige Mister Upcher, benutzte die homöopathische Zubereitung von *Gunpowder*, die ich an mir ausprobiert habe. Sie ist praktischer und angenehmer als das reine Schießpulver und nicht weniger wirksam für die Heilung.

Angesichts meiner Kenntnis über die Eigenschaften der einzelnen Bestandteile Schwefel, Kohlenstoff und Salpeter hatte ich keine Zweifel, dass die Beobachtungen der Schäfer und ihres spirituellen

Hirten durchaus korrekt waren. Die ganze Kunst der Heilkunde beruht darauf, die *Symptome korrekt zu lesen*. Bei der Vorstellung eines Falles stehen grundsätzlich Hunderte von Arzneimitteln, mehr oder minder geeignet, zur Verfügung. Um das beste Mittel herauszusuchen, ist es entscheidend, die Manifestationen, also die Zeichen und Symptome des Patienten richtig zu lesen. Es ist ganz einfach, ein Symptom zu viel und ein anderes zu wenig zu gewichten, und damit das geeignete Mittel zu übersehen, das angezeigt gewesen wäre.

Das Charakteristische an *Gunpowder* ist, dass es eine deutliche und klare Indikation hat, die kaum jemand übersehen kann – die *Blutvergiftung*. Soldaten haben dies erkannt, Schäfer haben dies erkannt und Indianer haben dies erkannt. Ein gewöhnlicher Schnitt oder eine Wunde heilt schnell bei einem gesunden Menschen. Wenn aber ein krankmachender Erreger eingeschleust wird, oder wenn das Blut unsauber ist oder zu wenig Lebenskraft besitzt, dann schwillt das Körperteil an, es kommt zu einer Eiterung und das betroffene Körperteil kann bedroht sein. Das Gleiche passiert, wenn man von einer giftigen Schlange gebissen wird, nur schneller, und auch die körperlichen Symptome entwickeln sich schneller. Das gilt auch, wenn giftige Substanzen auf anderem Weg in den Körper gelangen – durch das Einatmen von verseuchter, fauler Luft, das Trinken von verunreinigtem Wasser oder das Essen von verdorbenen Nahrungsmitteln. Das Gift gelangt schnell ins Blut – Eiterbeulen, Karbunkel, Exantheme, Abszesse oder andere Erscheinungsformen erscheinen, die unmissverständlich aufzeigen, dass das Blut vergiftet wurde. Bei all diesen Fällen wirkt *Gunpowder* wie ein Antidot.

Man mag fragen, auf welche Art und Weise es das bewirkt? Hat es eine antiseptische Wirkung und tötet es die Erreger? In gewisser Hinsicht gibt es eine derartige Wirkung. Kohlenstoff und Schwefel, auch Schwefelderivate wie Schwefelsäure sind sehr wirksame Antiseptika und töten Keime ab. Jedoch ist ihre Menge in den Zubereitungen, die für meine Fälle benutzt wurden, völlig unzureichend, um eine unmittelbar keimtötende Wirkung zu erzielen. Aber *Gunpowder* wirkt in homöopathischen Verdünnungen auf das Blut, als ob es das Blut antiseptisch werden ließe, oder genauer gesagt, es *unterstützt oder verstärkt dessen natürliche antiseptische Funktionsweise.* Um gesund zu bleiben, besitzt Blut die Fähigkeit, Keime zu zerstören, und der Grund, warum nicht alle Menschen einer Infektion bei Epidemien erliegen, ist, dass das Blut der Überlebenden in der Lage ist, die fremden Keime zu beseitigen.

Man mag fragen: Wie kann eine winzig kleine Menge von Gunpowder oder irgendetwas anderem so etwas bewirken? Um diese Frage vollkommen zu beantworten, müsste man das Geheimnis des Lebens erklären. Wir wissen aber immerhin ziemlich viel über das Leben. Und die Phänomene im Zusammenhang mit Radium können die Angelegenheit ein bisschen beleuchten. Wenn Substanzen einer homöopathischen Potenzierung unterzogen werden, verlieren sie ihre groben physikalischen Eigenschaften und erlangen dafür andere, die in gewisser Weise analog zu den Eigenschaften von Radium sind. Dies geschieht dergestalt, dass eine Substanz, die mit Radium in Kontakt war, durch Radiumstrahlen selbst zum Strahlen gebracht wird. Auch die homöopathisch potenzierten Mittel werden auf eine höhere Schwingungsstufe gehoben und sind dadurch imstande, ihre Schwingungen durch die Einnahme auf Menschen zu übertragen, gerade so wie Radium seine Schwingung auf Körper übertragen kann, die mit ihm in Kontakt waren.

Wie dem auch sei, im Grunde sind alle unternommenen Versuche, das Phänomen des Lebens zu erklären, unbefriedigend; die Tatsache bleibt, dass Gunpowder, in winzigsten Dosen eingenommen, das Blut in die Lage versetzt, die Erregerkeime zu beseitigen, die auch die stofflichen Bestandteile von Gunpowder beseitigen würden, führte man sie dem Blut in einem Reagenzglas hinzu. Glücklicherweise haben wir es mit Tatsachen und nicht mit Erklärungsversuchen zu tun. Die meisten Erklärungen sind wenig mehr als Neuformulierungen eines Problems mit veränderten Bezeichnungen. Aber die Tatsachen bleiben dieselben, zu unserem fortwährendem Nutzen und zu steter Orientierung.

Würde man mich fragen: Was ist mit den Antiseptika? Sind diese nicht ausreichend? Nun, ich habe an sich keinen Einwand gegen Antiseptika. Antiseptische oder vielmehr sterile Operationen stellen einen großen Fortschritt im Vergleich zu den älteren Methoden dar. Der Gebrauch von Antiseptika ist jedoch weitgehend abhängig von der Keimtheorie, und die Keimtheorie ist nur eine Seite der Betrachtung. Die entscheidende Frage ist eine andere, und wie ich denke, handelt es sich hierbei um den wichtigeren Teil. Es gibt unzählige Fälle, bei denen es unmöglich ist, die Wunden durch äußere Behandlungen keimfrei zu machen oder zu erhalten. Außerdem ist es durchaus möglich, durch eine entsprechende Behandlung die Heilung zu *erschweren*. Um Keime in einer Wunde abzutöten, könnte es nötig sein, ein Antiseptikum in einer so starken Dosierung zu verabreichen, dass die Lebenskraft des verletzten Körperteils herabgesenkt würde. Das erklärt, warum viele Wunden trotz sorgfältigster antiseptischer Behandlung nicht heilen. Aus diesem Grund ist die Strategie, so auf das Blut einzuwirken, dass die eigene Lebenskraft gestärkt wird, so unendlich überlegen. Für lokale Wundverbände bevorzuge ich einfach sterilisierten Verbandsmull nach der Reinigung mit klarem, abgekochtem Wasser, oder noch besser, mit abgekochtem Wasser, in das eine Tinktur aus *Calendula* (gewöhnliche Ringelblume) oder *Hamamelis* (Hexenhasel) im Verhältnis von einem Teelöffel zu einem halben Pint [Anm. d. Übers.:

0,284 Liter] beigemischt wurde. Dies sind sehr nützliche Zusätze, aber das innerliche Heilmittel ist das Hauptmittel, und es wird ungeachtet aller nachteiligen Umstände wirken.

Herr Roland Upcher begann seine Experimente zunächst mit Schwarzpulver, um dann mit niedrigen homöopathischen Zubereitungen fortzufahren. Die erste Verreibung entspricht einem Zehntel, die zweite Verreibung einem Hundertstel und die dritte einem Tausendstel der rohen Ausgangssubstanz. Der Grund, weshalb Herr Upcher an die therapeutische Wirksamkeit von Gunpowder glaubt, liegt in den spezifischen Eigenschaften seiner Komponenten. Nach dem Hinweis, dass Sulfur ein wohlbekanntes Arzneimittel gegen Furunkel, Exantheme, Hautjucken, Ekzeme und unterdrückte Hautausschläge ist, dass Kohlenstoff (*Carbo vegetabilis*) ganz ähnliche Anwendungsbereiche abdeckt, dass Salpeter (*Kalium nitricum*) eine starke Beziehung zur Haut hat und die Poren öffnet, zitiert er folgenden Absatz aus meinem *Dictionary of Materia Medica, Vol. II*, Seite 144: „Eine Anwendung der Salpeterlösung war ein altes Heilmittel für hartnäckige Räude bei Katzen. Salpeter mit Kohlenstoff und Schwefel ergibt Schießpulver. Ein Teelöffel davon in heißem Wasser war unter Soldaten zu der Zeit, als Schwarzpulver benutzt wurde, ein bevorzugtes Mittel bei Gonorrhoe. Bei einigen Experimenten, die ich selbst mit Gunpowder in der zweiten Verreibung durchführte, entwickelte sich schwerer Herpes facialis an der rechten Augenbraue und auf der rechten Seite der Nase." Herr Upcher bestätigte, dass er aufgrund seiner Erfahrungen mit Gunpowder als Medikament gegen Herpes meine Experimente bestätigen kann. Bei der Wahl der dritten Verreibung für meine therapeutischen Zwecke wurde ich vermutlich durch das obige Experiment beeinflusst. Ich trage die Spuren des obigen Versuchs bis zum heutigen Tage, und ich verspüre keinen Drang, dieses Experiment an irgendjemandem zu wiederholen. Gunpowder in der dritten Verreibung hat bisher meine Erwartungen bestätigt, ohne unerfreuliche Nebeneffekte zu verursachen.

3. BEISPIELE FÜR DIE HEILENDE WIRKUNG VON GUNPOWDER

Zusätzlich zu den Fällen von Herrn Upcher mag es von Interesse sein, einige eigene Fälle niederzuschreiben. Zuerst werde ich auf den Fall des Kanoniers eingehen, auf den ich im Artikel bereits verwiesen habe. Ich muss darauf hinweisen, dass ich in diesem Fall außer Gunpowder noch andere Mittel verabreicht habe, aber der Fortschritt in diesem Fall zeigte, dass Gunpowder das Hauptmittel im Heilungsprozess war.

H. J. S., 30 Jahre, ein Unteroffizier der Artillerie eines indischen Regiments, der in Indien als Sohn englischer Eltern geboren wurde und das Land seitdem nie verlassen hatte, stellte sich mir am 9. April 1913 in einem ziemlich verzweifelten Zustand vor. Er war ein Mann von kräftiger Statur, aber seine Haut hing schlaff herab, und er war von Kopf bis Fuß mit Geschwüren bedeckt, einige nässend, einige mit rupiagroßen Krusten. Kupferfarbene Flecke kennzeichneten die Stellen, an denen sich die Geschwüre und Eiterbeulen einst befanden.

Seine Geschichte lautete folgendermaßen: Er hatte vor etwa zwei Jahren einen Ausbruch von Eiterbeulen und sechs Monate später einen Rückfall. Alle vier bis fünf Monate hatte er weitere Ausbrüche, bis zum heutigen Tage. Alle Heilungsversuche waren gescheitert, weshalb ihm eine Reise nach England und eine Luftveränderung als einzige Möglichkeit, ihn zu heilen, empfohlen wurde. Bei seinen Vorgesetzten war H.J.S. sehr angesehen, er war ein Trainer der Leichtathletik, ein strikter Abstinenzler und ein hervorragender Schütze. Damit er sein Gehalt während seiner Abwesenheit in Indien nicht verlor, hatten seine Vorgesetzten freundlicherweise einen

Schulungslehrgang in Woolwich für ihn organisiert. Er war bereits sechs Wochen in England, als er zu mir kam.

Die Luftveränderung hatte ihm nicht gutgetan, es ging ihm stetig schlechter. Während der Heimreise hatte er Durchfall bekommen. Seine Verdauung war schlecht und der Schlaf durch die Schmerzen der Geschwüre gestört. Er verlor zwei ‚Stones' an Gewicht [Anm. d. Übers.: 1 Stone = 6,35 kg] innerhalb von vier Wochen; insgesamt hatte er fünf ‚Stones' abgenommen. Der Nacken, der Rumpf und die Extremitäten waren sämtlich betroffen. Die Leistendrüsen waren überaus geschwollen und schmerzhaft.

Bei dem Versuch, die Ursache seiner Leiden zu ermitteln, fand ich heraus, dass sein vormaliger Gesundheitszustand ausgezeichnet gewesen war. Aber im Jahre 1894 war er von einem Eichhörnchen in den Finger gebissen worden und sein Finger befand sich lange in einem schlimmen Zustand. Das deutete auf eine gewisse Empfänglichkeit für Blutvergiftung. Er hatte Fieberanfälle, aber meist in Verbindung mit dem Auftreten der Eiterbeulen. Der erste Ausbruch ereignete sich Ende November 1911. Vorher war er Ende Oktober zum zweiten Mal in seinem Leben *geimpft* worden, und er hatte es „gut vertragen". Tatsächlich, das hatte er! Für mich war der Zusammenhang zwischen seinem jetzigen Zustand und der Impfung offensichtlich.

Zur gleichen Zeit wie mein Patient wurde ein Kamerad ebenfalls geimpft, und auch er wurde anschließend in ähnlicher Weise krank. Dieser Mann war jedoch nicht in seinen Lebensgewohnheiten gemäßigt, weshalb seine Erkrankung vom Stabsarzt dem Alkoholgenuss zugeschrieben wurde. Dies konnte auf meinen Patienten nicht zutreffen, da er ein Leben in Abstinenz führte. Die einzig verbleibende Hypothese war Syphilis. Diese Möglichkeit bestritt er entschieden und seine Aussage wurde durch den

Wassermanntest bestätigt, der wiederholt durchgeführt stets negative Ergebnisse erbrachte. Ich war mir sicher in meiner Diagnose: VAKZINOSE im zweiten oder dritten Stadium. Dies wurde durch die Tatsache bestätigt, dass die Wunden an seinem *rechten Arm im Bereich der Impfnarbe am schlimmsten waren und am schlechtesten heilten*. Die Tatsache, dass sein rechter Arm ärger betroffen war, wurde von seinen Ärzten mit der Überanstrengung des rechten Armes beim Cricket, Bowling usw. erklärt!

Ich verordnete ihm *Gunpowder* in der dritten Verreibung, 8 Gran [Anm. der Übers.: 1 Grain = 64,8 mg] dreimal täglich; und *Thuja* 200 dreimal wöchentlich.

Nach Ablauf der Woche war der Mann wie ausgewechselt. Zwar hatte er immer noch eine Menge Wunden, aber sie heilten, und seine ganze Erscheinung war eine andere. Sein Appetit hatte sich in dem Maße verbessert, dass er leichte Verdauungsstörungen und Durchfall aufgrund der überreichlichen Nahrungsaufnahme bekommen hatte. Seine Haut sah viel besser aus. Am 24. April wog er 10 st 11 lbs. Er hatte also zugenommen, allerdings habe ich keine Aufzeichnung über sein Gewicht zur Zeit der ersten Konsultation. Am 5. Juni betrug sein Gewicht 11 st 11,5 lbs und am 18. September 12 st 6,5 lbs. Während dieser Zeit ging es ihm kontinuierlich besser. Neue Schwellungen oder „Eiterbeulen" erschienen gelegentlich, und einige Wunden mit Verdickungen an den Händen, besonders am rechten Handgelenk, erwiesen sich als besonders hartnäckig. Ich ließ nun *Gunpowder* weg und verschrieb stattdessen *Silicea* in der dritten Verreibung, 8 Gran in gleicher Verabreichung; *Thuja* 200 dreimal wöchentlich weiter wie bisher.

Es trat eine rasche Veränderung ein. Erneut brachen Eiterbeulen aus, Durchfall setzte ein, mit bitterem Geschmack, belegter Zunge und etwas Fieber. Der Durchfall war schlechter nach dem Genuss von

Milch. Das Gewicht fiel auf 11 st 8 lbs, dafür *war der Zustand seiner Hände viel besser. Trombid.* 200 heilte rasch den Durchfall, woraufhin ich *Gunpowder* in der dritten Verreibung gab, acht Gran alle vier Stunden, Thuja ließ ich weg. Am 16. Oktober ging es ihm in jeder Hinsicht viel besser, sein Gewicht hatte sich auf 12 st 2,5 lbs erhöht. Bald danach machte er sich in einer sehr guten Verfassung auf den Heimweg nach Indien, da seine Zeit hier abgelaufen war und er seinen Lehrgang erfolgreich abgeschlossen hatte. Ich gab ihm einen reichlichen Vorrat an *Gunpowder* mit auf den Heimweg und wies ihn an, sich zu melden, falls er einen Rückfall hätte. Da ich seitdem nichts mehr von ihm gehört habe, nehme ich an, dass er sich jetzt irgendwo in den weiten Kriegsgegenden mit seinen Gewehren beschäftigt.

Hier noch einige weitere Fälle aus meiner Praxis:

EIN GIFTIGER STICH

Eine Dame mit sehr empfindlicher Haut wurde von einer Mücke am Fuß gestochen, was zu Schwellung, Entzündung und Eiterung führte. Es bildete sich eine ringförmige Entzündung um den Stich, welche sich kontinuierlich ausbreitete und dabei zur Ablösung der Epidermis führte. Nach einigen Misserfolgen mit verschiedenen Mitteln heilte *Gunpowder* in der dritten Verreibung, 8 Gran dreimal täglich, schnell.

EINE VERGIFTETE SCHNITTWUNDE

Ein Herr erlitt durch ein Messer eine schlimme Schnittwunde am linken Zeigefinger. Die Wunde wollte nicht heilen. Eine ringförmige Entzündung löste die Oberhaut ab und breitete sich immer mehr aus. *Lachesis* und andere Mittel blieben ohne Wirkung. *Gunpowder* in der dritten Verreibung heilte schnell.

VERGIFTUNG DURCH FAULGAS

Eine Dame wurde durch Faulgas schwer vergiftet. Infolgedessen schwollen ihr rechter Arm sowie die Achseldrüsen auf der rechten Seite an. Als sie mich drei Monate nach dem Unglück konsultierte, war ihr rechter Arm im Ellenbogengelenk durch die Schwellung beinahe unbeweglich. Ich befürchtete eine Eiterung ober- und unterhalb des Gelenks. Die Achseldrüsen hatten die Größe eines Hühnereis. *Gunpowder* in der dritten Verreibung verbesserte die Situation nach und nach, und obwohl die Heilung durch einen Ausbruch von Masern unterbrochen wurde, konnte die Beweglichkeit des Armes vollständig wiederhergestellt werden.

Da Erdbeben und Kriege zur gleichen Kategorie von Katastrophen zählen, kann *Gunpowder* sich auch bei einigen Erkrankungen, die durch derartige Ereignisse hervorgerufen werden, als dienlich erweisen – wie der folgende Fall zeigt.

BLUTVERGIFTUNG DURCH ERDBEBENSTAUB

Im Jahre 1912 hatte ich eine Dame in Behandlung, die das große und zerstörerische Erdbeben vor einigen Jahren in Jamaica miterlebt hatte. Sie fragte mich, ob ich etwas für ihre 4-jährige Nichte tun könne, die in Jamaica lebte und an Hautproblemen litt. Sie war nach dem Erdbeben geboren worden, war sehr klein gewachsen, schon immer nervös und litt an Hautausschlägen, so wie viele andere Kinder der Kolonie seit dem Erdbeben. Es schien, als hätte das Erdbeben einen neuartigen reizenden und giftigen Staub aus dem Erdinneren nach oben befördert. Das erste Symptom war ein „Frieselausschlag" mit starkem Juckreiz. Danach erschienen wunde Stellen mit Blasen, deren Flüssigkeit entleert werden musste. Vor allem die Fußgelenke und der Rumpf waren betroffen. Jeder Mückenstich führte zu einer entzündeten Wunde. Die kleine Patientin war sehr kraftlos, nachts nervös und hatte einen unruhigen Schlaf. Das waren die Angaben, die mir ihre Tante mitteilte.

Ich hielt *Gunpowder* für das passende Mittel für sie, und so schickte ich ihr am 4. Januar 1912 einen Vorrat des Pulvers in der fünften Verreibung.

Nach einiger Zeit bekam ich die Nachricht, dass es ihr nach einwöchiger Einnahme schon viel besser ging. Sie schlief besser, ihre Verdauung arbeitete besser und was ihren Appetit anbelangte, so konnte sie, wo sie früher zum Essen überredet werden musste, nun nicht genug bekommen. Zugleich besserte sich ihre Haut. Eine zweite Lieferung wurde am 30. April versandt, da sie einen Rückfall des Ausschlags mit Fieber erlitten hatte. Seitdem ging es dem Mädchen stetig besser und sie genas vollständig.

Hierzu möchte ich eine Anmerkung des Herausgebers der *Homoeopathic World* vom 1. Juni bezüglich eines anderen Erfahrungsberichts anfügen:

EITRIGE ENTZÜNDUNG AM DAUMEN

„Weitere *Gunpowder*-Fälle werden bekannt. Der neueste Fall liegt mit einer eitrigen Entzündung am Daumen einer 19-jährigen Krankenschwester vor. Der Daumen war chirurgisch behandelt und der Eiter entfernt worden, aber die Entzündung bestand fort, so dass sogar eine Entfernung des Daumengelenks in Erwägung gezogen wurde. Eine kurze Behandlung mit *Gunpowder* in der dritten Verreibung führte zu einer zufriedenstellenden Heilung und Narbenbildung."

4. ABSCHLIESSENDE BEMERKUNGEN

Ich denke, man kann wohl zustimmen, dass die hier angeführten Nachweise ausreichen, um meine Empfehlung von *Gunpowder* als ein nahezu universelles Heilmittel bei Kriegswunden zu rechtfertigen. Ein weiterer Vorteil von Gunpowder in der empfohlenen Zubereitung ist, dass es trotz seiner großen Wirkkraft völlig harmlos ist, wie „brimstone and treacle" [Anm. d. Übers.: Schwefelverbindung], Rizinusöl oder Gregory´s Pulver [Anm. der Übers.: ein Abführmittel, das nach dem schottischen Arzt Dr. James Gregory benannt wurde]. Es ist ein vollkommen sicheres Heilmittel für den Hausgebrauch. Aus diesem Grunde habe ich keine Bedenken, es der breiten Öffentlichkeit, der zivilen wie auch der militärischen, zu empfehlen. Meiner Meinung nach gäbe es, wenn das Mittel in der gesamten Armee und an der Front verwendet würde, weitaus weniger septische Wunden unter unseren Verwundeten, und die auftretenden septischen Wunden würden wesentlich schneller heilen.

Man könnte fragen, woher ich dessen so sicher bin, wo ich doch keine offizielle Stellung in der Armee oder der Marine innehabe, und auch keine Gelegenheit habe, das Heilmittel in größerem Umfang praktisch zu testen. Dazu kann ich sagen, dass die Erfolgschancen in der Medizin wie auch im Krieg oft in einer intelligenten Vorausberechnung der Absichten und Fähigkeiten des Gegners begründet liegen. Eine Unze Klugheit ist oft mehr wert als viele Tonnen Erfahrung. Als vor etwas mehr als einem Jahrhundert die Cholera über Europa hereinbrach, war die medizinische Welt in zwei Lager gespalten – auf der einen Seite die Schüler Hahnemanns und auf der anderen Seite all die anderen. Bevor die Epidemie uns erreichte, wurden Berichte über Krankheitsfälle gesammelt und veröffentlicht. Aus den beschriebenen Symptomen war Hahnemann in der Lage, die Arzneimittel zu benennen, die voraussichtlich erforderlich sein würden. Folglich war seine Seite, die eine intelligente Voraussage über das Herannahende treffen konnte, gut vorbereitet für den eintreffenden Ansturm. Die andere Seite, nennen wir sie die ‚Erst-abwarten-und-dann-sehen'-Seite, war niemals vorbereitet und verlor über 70 Prozent ihrer Patienten, während die Homöopathen über 70 Prozent ihrer Patienten retteten.

In unserem Militär haben wir, soweit ich weiß, nur Wundärzte [Anm. d. Übers.: vormalige Chirurgen, die im Gegensatz zu den Ärzten keine akademische Ausbildung hatten] im Rang von Majoren, Obersten und Generälen. Falls es so jemanden wie einen Mediziner im Rang eines Generals gibt, dann habe ich - so muss ich zugeben - niemals von ihm gehört. Aber während sich die Chirurgie als von hervorragender Bedeutung in der Kriegspraxis erweist und einen sehr hohen Grad an Perfektion erreicht, ist auch die Arbeit der Ärzte sehr wichtig, und ich glaube, dieser Praxiszweig ist auf keinen Fall so gut entwickelt wie der Zweig der Chirurgie. Aus diesem Grunde widme ich diesen Beitrag diesem vernachlässigten Zweig, und ich denke nicht, dass irgendein Chirurg etwas dagegen haben könnte, wenn sich seine Patienten mit einigen Tabletten *Gunpowder* in der dritten Verreibung selbst behandeln möchten.

Anhang

Gunpowder – eine kurze klinische Arzneimittelübersicht

von Katharina Peiter

Folgen von

Septischen Wunden[1]
Sepsis[3]
Insektenbissen[1]
Tierbissen, z. B. Eichhörnchen[1]
Fleischvergiftung[1]
Schutzinokulation bzw. Impfung[1]
Efeuvergiftung (Hedera)[3]
Ausdünstungen des Abwasserkanals[1]
Erdbebenstaub[1]
Magen-Darm-Grippe[5]

Klinik

Gunpowder ist ein ‚Blutreiniger'[5]
Wunden, eiternd (entzündete Wunden)[1]
Prophylaktikum bei Wunden[1]
Blutvergiftung nach Insektenbiss[1]
Ringförmige Entzündung um einen Insektenbiss oder eine
  Schnittwunde, mit kontinuierlicher Ausbreitung und Ablösung der
  Oberhaut[1]
Zeckenbiss[5]

Sepsis[1]
Tonsillenabszess[5]
Eiterbeulen[1]
Karbunkel[1], Furunkel[3]
Eitrige und nichteitrige Hauterkrankungen[1]
Chronische eitrige Dermatosen[4]
Ekzeme[1]
Exantheme[1]
Akne[3]
Akne juvenilis[5]
Abszesse[1]
Herpes facialis, mit Ausbreitung auf die rechte Augenbraue und die rechte Seite der Nase[1]
Septische Tonsillitis[3]
Influenza mit Gefahr einer Meningitis[5]
Osteomyelitis[3]
Eitrige chronische Osteomyelitis[5]
Akute Gonorrhoe[1]
Syphilis[3]
Askariden[2], Würmer[3]
Jegliche Art von Würmern bei Kindern[5]
Akute Gehörgangsentzündung mit Verstopfung des Kanals[5]
Hypomenorrhoe bei tuberkulinischen Frauen[5]
Enzephalitis[5]
Verdacht auf Enzephalitis[5]
Meningitis, epidemisch oder prophylaktisch[5]
Cerebrospinalmeningitis[1]
Fleckfieberinfektion[1]
Leberegel[5]

Begleitsymptome

Schwellung des betroffenen Körperteils[1]
Entzündung des betroffenen Körperteils[1]
Violette bis schwarze Verfärbung des Körperteils[1]
Appetitminderung[1]
Gewichtsverlust[1]
Schwellung und Schmerz der Leistendrüsen[1]
Schwellung der Achseldrüsen[1]

Toxikologie

Nach Henry Duprat wirkt Schießpulver abtreibend[5]

Vergleichsmittel

Amphisboena (Eiterung der Kieferknochen, z. B. nach Zahnextraktion)
Anthracinum (übelriechender Eiter)
Baptisia (Sepsisgefahr mit Delir oder geistiger Verwirrung)
Crotalus horridus (septische Zustände mit Hämorrhagien, Furunkel, Abszesse)
Echinacea angustifolia (Folgen von Borreliose)
Hepar sulfuris (eitrige Prozesse, Kälte, Splittergefühl)
Methylenblau (Eiterung innerer Organe, z. B. Blasen- oder Niereneiterung)
Myristica (eitrige Otitis media, Panaritium, Abszesse, Fisteln)
Pyrogenium (akute und verschleppte Eiterungen und septische Zustände, hohes Fieber mit niedrigem Puls oder umgekehrt)
Siegesbeckia (Knochen- oder Drüseneiterung)
Silicea (Abszesse, Akne)

sowie: *Malaria officinalis, Arsenicum album, Ubichinon, Hippozenium, Malandrinum, Tarentula cubensis, Carbo vegetabilis, Kalium phosphoricum, Acidum carbolicum, Lactrodectus hasselti, Vincetoxicon*[5]

Quellen:

1. John Henry Clarke: Gunpowder as a war remedy, New Delhi, 1915; 1971 (Reprint).
2. John Henry Clarke: A dictionary of practical materia medica. Vol II, New Delhi, 1978; 1984 (Reprint).
3. John Henry Clarke: Der neue Clarke. Band 2, Bielefeld, 1990; 2001 (Taschenbuch-Ausgabe).
4. Henri Voisin: Materia Medica des homöopathischen Praktikers, Landau/Pfalz, 1969; 1991 (3. Auflage).
5. Yves Laborde, Seminare, Gauting, 2015-2020.